Le Sommeil

Techniques Scientifiques pour Dormir Profondément, Énergiser Votre Journée et Dire Adieu à l'Insomnie.

Harmony Edition

Table des matières

Chapitre 1: Comprendre le Sommeil

Le sommeil est un élément fondamental de notre existence, et pourtant, il reste souvent méconnu et négligé dans notre société moderne. Il est temps de lever le voile sur ce processus vital qui occupe une grande partie de notre vie. Dans ce chapitre introductif, nous allons explorer en détail l'importance du sommeil pour notre santé globale, les différentes phases qui le composent et l'influence cruciale des rythmes circadiens sur notre cycle de sommeil.

L'importance du sommeil pour la santé globale

Le sommeil n'est pas seulement une période de repos pour notre corps et notre esprit ; c'est un processus vital qui contribue de manière significative à notre santé globale et à notre bien-être. Un sommeil de qualité est essentiel pour maintenir un système immunitaire robuste, favoriser la récupération physique après une journée d'activités et de stress, consolider la mémoire et réguler notre humeur et nos émotions. De plus, un sommeil insuffisant ou perturbé peut avoir des conséquences à long terme sur notre santé, augmentant le risque de développer diverses maladies chroniques telles que les maladies cardiovasculaires, le diabète et même certains types de cancers. Dans cette section approfondie, nous aborderons en détail l'impact d'un sommeil de qualité sur notre santé globale, ainsi que les conséquences néfastes d'un manque de repos adéquat.

Les phases du sommeil : du sommeil léger au sommeil paradoxal

Le sommeil est un processus complexe composé de plusieurs phases distinctes qui se succèdent tout au long de la nuit. Chaque phase du sommeil, qu'il s'agisse du sommeil léger, du sommeil profond ou du sommeil paradoxal (REM), a ses propres caractéristiques, fonctions et bénéfices pour notre corps et notre esprit. Durant le sommeil léger, notre corps se détend et commence à ralentir, préparant le terrain pour les phases suivantes. Le sommeil profond est la phase où la régénération physique a lieu, avec une augmentation de la circulation sanguine vers les muscles et une libération d'hormones de croissance pour la récupération. Enfin, le sommeil paradoxal est la phase où l'activité cérébrale est la plus intense, où nous rêvons et où notre cerveau consolide les souvenirs et les informations apprises pendant la journée. Dans cette section détaillée, nous explorerons en profondeur chaque phase du sommeil, son importance et son rôle dans la qualité et la régénération du sommeil.

Les rythmes circadiens et leur impact sur notre cycle de sommeil

Les rythmes circadiens, souvent appelés "horloge biologique", jouent un rôle crucial dans la régulation de notre cycle veille-sommeil et de nombreux autres processus biologiques. Ces rythmes sont influencés par des signaux externes tels que la lumière du jour et l'obscurité, mais aussi par des facteurs internes comme les hormones. Une désynchronisation de nos rythmes circadiens peut entraîner des troubles du sommeil tels que l'insomnie, le décalage horaire ou le travail posté. Dans cette section approfondie, nous examinerons comment les rythmes circadiens fonctionnent, comment ils affectent notre cycle de sommeil, notre humeur et notre métabolisme, et comment ils peuvent être perturbés par notre mode de vie moderne, avec l'utilisation accrue des écrans et les changements fréquents de rythmes de vie.

En comprenant mieux l'importance du sommeil, ses différentes phases et l'influence des rythmes circadiens, vous serez mieux préparé pour les chapitres suivants qui vous proposeront des techniques, des astuces et des stratégies pour améliorer la qualité de votre sommeil et dire adieu à l'insomnie.

Chapitre 2: Les Causes de l'Insomnie

L'insomnie est un trouble du sommeil courant qui peut avoir de nombreuses causes différentes et souvent interdépendantes. Comprendre ces causes est essentiel pour pouvoir les identifier et les traiter efficacement, afin de retrouver des nuits paisibles et réparatrices. Dans ce chapitre détaillé, nous allons explorer en profondeur les facteurs de stress et l'anxiété, les mauvaises habitudes avant le coucher et les troubles médicaux associés à l'insomnie pour vous aider à mieux comprendre ce qui peut perturber votre sommeil et comment y remédier.

Les facteurs de stress et l'anxiété

Le stress et l'anxiété sont parmi les principales causes d'insomnie et peuvent avoir un impact significatif sur la qualité de notre sommeil. Les soucis liés au travail, aux relations personnelles, à la santé ou aux finances peuvent perturber notre esprit et rendre difficile l'endormissement. De plus, l'anxiété anticipatoire liée au sommeil, également appelée "anxiété de performance", peut aggraver le problème en créant un cercle vicieux d'insomnie. Dans cette section approfondie, nous aborderons les mécanismes biologiques du stress et de l'anxiété, comment ils affectent notre capacité à dormir, ainsi que des stratégies efficaces pour gérer le stress et l'anxiété, telles que la relaxation, la méditation, la respiration profonde et la thérapie cognitivo-comportementale (TCC), afin d'améliorer la qualité de notre sommeil et de favoriser un état d'esprit plus serein et équilibré.

Les mauvaises habitudes avant le coucher

Nos habitudes et comportements avant le coucher peuvent grandement influencer la qualité de notre sommeil et contribuer à l'apparition de l'insomnie. La consommation excessive de caféine, l'utilisation prolongée d'écrans lumineux, une alimentation riche et lourde en gras ou en sucre, ainsi que des activités stimulantes ou stressantes juste avant de se coucher peuvent perturber notre cycle de sommeil. De plus, le manque de routine et de rituels du coucher peut rendre difficile l'endormissement et réduire la qualité du sommeil. Dans cette section détaillée, nous identifierons les habitudes courantes qui peuvent nuire au sommeil et nous partagerons des conseils pratiques pour adopter une routine du coucher plus saine, tels que l'établissement d'un horaire régulier, la création d'un environnement propice au sommeil, la pratique d'activités relaxantes avant le coucher et l'évitement des stimulants et des distractions, afin de favoriser un sommeil réparateur et de retrouver un équilibre naturel du cycle veille-sommeil.

Les troubles médicaux associés à l'insomnie

Certaines conditions médicales et troubles de santé peuvent également être à l'origine de l'insomnie et nécessitent une attention médicale spécifique. Des affections telles que l'apnée du sommeil, le reflux gastro-œsophagien, la dépression, l'hyperthyroïdie, la douleur chronique et d'autres troubles neurologiques ou psychiatriques peuvent interférer avec notre capacité à dormir et contribuer à l'apparition de l'insomnie. De plus, certains médicaments et traitements médicaux peuvent avoir des effets secondaires qui perturbent le sommeil. Dans cette section approfondie, nous explorerons ces troubles médicaux, comment ils affectent le sommeil, les symptômes associés et les approches de traitement disponibles, y compris les options de médication, les thérapies alternatives, la physiothérapie et les interventions chirurgicales, pour gérer l'insomnie associée à ces conditions de manière efficace et sécuritaire.

En comprenant mieux les causes potentielles de l'insomnie, vous serez mieux équipé pour identifier les facteurs contribuant à vos propres problèmes de sommeil et pour trouver des solutions adaptées à vos besoins individuels. Les chapitres suivants vous proposeront des techniques et des stratégies pour améliorer la qualité de votre sommeil, vous aider à retrouver des nuits paisibles et réparatrices, et dire définitivement adieu à l'insomnie.

Chapitre 3: Créer un Environnement de Sommeil Optimal

L'environnement dans lequel nous dormons joue un rôle crucial dans la qualité de notre sommeil. Un environnement de sommeil optimal favorise la détente, le repos et la régénération, alors qu'un environnement inadéquat peut perturber notre cycle de sommeil et contribuer à l'apparition de l'insomnie. Dans ce chapitre détaillé, nous allons explorer en profondeur l'importance de la chambre à coucher en termes de température, de luminosité et de silence, le choix du matelas et de la literie, ainsi que l'élimination des distractions technologiques pour vous aider à créer un sanctuaire de sommeil propice à des nuits paisibles et réparatrices.

L'importance de la chambre à coucher : température, luminosité et silence

La chambre à coucher est l'endroit où nous passons environ un tiers de notre vie, et son aménagement peut avoir un impact significatif sur la qualité de notre sommeil. La température, la luminosité et le niveau de bruit sont des facteurs clés à prendre en compte pour créer un environnement de sommeil optimal. Une température fraîche, généralement autour de 18°C, favorise l'endormissement et la qualité du sommeil, tandis qu'une chambre trop chaude ou trop froide peut perturber le sommeil. En ce qui concerne la luminosité, une chambre sombre et silencieuse est idéale pour favoriser un sommeil profond et réparateur. L'utilisation de rideaux occultants, de masques de sommeil et d'isolation phonique peut aider à créer un environnement calme et propice au repos. Dans cette section approfondie, nous explorerons l'impact de ces facteurs environnementaux sur notre sommeil, ainsi que des conseils pratiques pour optimiser la température, la luminosité et le silence de votre chambre à coucher pour favoriser un sommeil réparateur.

Le choix du matelas et de la literie

Le choix du matelas et de la literie est un autre aspect essentiel pour créer un environnement de sommeil optimal. Un matelas adapté à votre morphologie, à votre position de sommeil préférée et à vos besoins spécifiques en termes de confort et de soutien peut faire toute la différence dans la qualité de votre sommeil. De plus, le choix des draps, des oreillers et des couvertures peut également influencer votre confort et votre bien-être pendant la nuit. Dans cette section détaillée, nous vous guiderons à travers les différents types de matelas et de literie disponibles sur le marché, les critères à prendre en compte pour faire un choix éclairé, ainsi que des conseils pratiques pour entretenir et prolonger la durée de vie de votre literie pour garantir un sommeil confortable et réparateur nuit après nuit.

L'élimination des distractions technologiques

Les distractions technologiques, telles que les téléviseurs, les smartphones, les tablettes et les ordinateurs, peuvent être de véritables obstacles à un sommeil de qualité. La lumière bleue émise par ces appareils peut perturber la production de mélatonine, l'hormone du sommeil, et retarder l'endormissement. De plus, les notifications, les alertes et les sollicitations constantes peuvent créer du stress et de l'anxiété, contribuant ainsi à l'apparition de l'insomnie. Dans cette section, nous explorerons l'impact des distractions technologiques sur notre sommeil, ainsi que des stratégies efficaces pour éliminer ou réduire leur utilisation avant le coucher, telles que l'établissement de règles strictes sur l'utilisation des appareils électroniques dans la chambre à coucher, la mise en place d'une "heure de déconnexion" avant le coucher et l'utilisation de modes nuit ou de filtres anti-lumière bleue pour minimiser leur impact sur notre cycle de sommeil.

En créant un environnement de sommeil optimal grâce à ces conseils pratiques, vous serez mieux équipé pour améliorer la qualité de votre sommeil, favoriser un repos réparateur et dire adieu à l'insomnie. Les chapitres suivants vous proposeront des techniques et des stratégies supplémentaires pour optimiser votre hygiène de sommeil et retrouver des nuits paisibles et revitalisantes.

Chapitre 4: Techniques de Relaxation et de Méditation pour Favoriser le Sommeil

La relaxation et la méditation sont des outils puissants pour calmer l'esprit, détendre le corps et favoriser un sommeil profond et réparateur. Ces techniques ancestrales sont de plus en plus reconnues pour leurs bienfaits sur la qualité du sommeil, la gestion du stress et l'amélioration du bien-être général. Dans ce chapitre détaillé, nous allons explorer en profondeur les exercices de respiration profonde, la méditation guidée pour un esprit apaisé, ainsi que les techniques de relaxation musculaire progressive pour vous aider à instaurer un rituel de relaxation avant le coucher et favoriser un sommeil paisible et revitalisant.

Exercices de respiration profonde

La respiration profonde est une technique de relaxation simple mais efficace qui peut être pratiquée n'importe où et à tout moment pour réduire le stress, calmer l'esprit et favoriser un sommeil réparateur. En pratiquant des exercices de respiration profonde, vous pouvez stimuler le système nerveux parasympathique, responsable de la relaxation et de la régulation du sommeil, et réduire l'activité du système nerveux sympathique, responsable du "mode combat ou fuite" et du stress. Dans cette section approfondie, nous vous guiderons à travers différents exercices de respiration profonde, tels que la respiration abdominale, la respiration alternée et la respiration 4-7-8, ainsi que des conseils pratiques pour intégrer ces techniques de respiration dans votre routine quotidienne et votre rituel du coucher pour favoriser un sommeil paisible et revitalisant.

Méditation guidée pour un esprit apaisé

La méditation guidée est une pratique qui consiste à se concentrer sur le moment présent, à cultiver la pleine conscience et à développer un état de détente profonde pour favoriser un sommeil paisible et réparateur. En guidant votre esprit à travers des scénarios apaisants, des visualisations relaxantes et des affirmations positives, la méditation guidée peut vous aider à libérer les tensions mentales et émotionnelles, à réduire l'anxiété et le stress, et à préparer votre esprit et votre corps à un repos réparateur. Dans cette section détaillée, nous explorerons différents types de méditations guidées, tels que la méditation de pleine conscience, la méditation transcendantale et la méditation guidée par la visualisation, ainsi que des techniques pour trouver des méditations guidées adaptées à vos besoins et à vos préférences personnelles pour améliorer la qualité de votre sommeil et favoriser un esprit apaisé et serein.

Techniques de relaxation musculaire progressive

La relaxation musculaire progressive est une méthode de relaxation développée par le Dr Edmund Jacobson qui consiste à contracter puis relâcher consciemment les muscles de différentes parties du corps pour libérer les tensions physiques, réduire l'anxiété et favoriser un sommeil profond et réparateur. En prenant conscience des sensations corporelles et en relâchant les tensions musculaires, vous pouvez créer un état de détente physique et mentale qui facilite l'endormissement et améliore la qualité du sommeil. Dans cette section approfondie, nous vous guiderons à travers le processus de relaxation musculaire progressive étape par étape, en vous fournissant des instructions détaillées, des conseils pratiques et des exemples d'exercices pour vous aider à maîtriser cette technique de relaxation efficace et l'intégrer dans votre routine du coucher pour favoriser un sommeil paisible et revitalisant.

En pratiquant régulièrement ces techniques de relaxation et de méditation, vous serez mieux équipé pour réduire le stress, calmer l'esprit, détendre le corps et favoriser un sommeil profond et réparateur. Les chapitres suivants vous proposeront des stratégies supplémentaires pour optimiser votre hygiène de sommeil, améliorer la qualité de votre sommeil et retrouver des nuits paisibles et revitalisantes.

Chapitre 5: L'Importance de l'Alimentation et de l'Hydratation pour un Sommeil de Qualité

L'alimentation et l'hydratation jouent un rôle essentiel dans notre bien-être général, y compris la qualité de notre sommeil. Ce que nous mangeons et buvons peut avoir un impact significatif sur notre cycle de sommeil, notre niveau d'énergie et notre capacité à nous détendre et à nous reposer efficacement. Dans ce chapitre détaillé, nous allons explorer en profondeur les aliments à éviter avant le coucher, les boissons bénéfiques pour le sommeil, ainsi que l'impact de la déshydratation sur la qualité du sommeil pour vous aider à adopter une alimentation et une hydratation optimales qui favorisent un sommeil paisible, réparateur et de qualité.

Les aliments à éviter avant le coucher

Certains aliments et boissons peuvent perturber notre sommeil et rendre difficile l'endormissement ou le maintien d'un sommeil profond et réparateur. Les aliments riches en graisses, en sucre et en épices, ainsi que les repas copieux, peuvent stimuler la digestion, provoquer des reflux gastro-œsophagiens et augmenter le risque d'inconfort abdominal et de perturbations du sommeil. De plus, la caféine, présente dans le café, le thé, les sodas et certains médicaments, ainsi que l'alcool et le tabac, peuvent perturber le cycle de sommeil, réduire la qualité du sommeil paradoxal et provoquer des réveils nocturnes. Dans cette section détaillée, nous explorerons les aliments et boissons à éviter avant le coucher, les raisons pour lesquelles ils peuvent perturber le sommeil et des alternatives plus saines et apaisantes pour favoriser un sommeil paisible et réparateur.

Les boissons bénéfiques pour le sommeil

Certaines boissons sont connues pour leurs propriétés relaxantes, apaisantes et favorisant le sommeil, et peuvent être intégrées dans votre routine du coucher pour améliorer la qualité de votre sommeil. Les infusions à base de plantes, telles que la camomille, la valériane et la lavande, ainsi que les boissons chaudes et sans caféine, comme le lait chaud et les tisanes relaxantes, peuvent aider à détendre le corps et l'esprit, à réduire le stress et l'anxiété, et à favoriser un sommeil réparateur. Dans cette section approfondie, nous vous guiderons à travers les boissons bénéfiques pour le sommeil, leurs bienfaits sur la qualité du sommeil, ainsi que des conseils pratiques pour intégrer ces boissons apaisantes et relaxantes dans votre routine du coucher pour favoriser un sommeil paisible, réparateur et revitalisant.

L'impact de la déshydratation sur la qualité du sommeil

L'hydratation joue un rôle crucial dans notre santé globale et notre bien-être, y compris la qualité de notre sommeil. La déshydratation peut entraîner une diminution de la production de mélatonine, l'hormone du sommeil, augmenter le risque de crampes nocturnes et de réveils nocturnes, et perturber le cycle de sommeil. Il est donc essentiel de maintenir une hydratation adéquate tout au long de la journée et de s'assurer que vous êtes bien hydraté avant le coucher pour favoriser un sommeil de qualité. Dans cette section détaillée, nous explorerons l'impact de la déshydratation sur la qualité du sommeil, les signes et symptômes de la déshydratation, ainsi que des conseils pratiques pour maintenir une hydratation optimale, choisir des boissons hydratantes et éviter la déshydratation pour favoriser un sommeil paisible, réparateur et de qualité.

En adoptant une alimentation équilibrée et une hydratation optimale grâce à ces conseils pratiques, vous serez mieux équipé pour favoriser un sommeil paisible, réparateur et de qualité. Les chapitres suivants vous proposeront des stratégies supplémentaires pour optimiser votre hygiène de sommeil, améliorer la qualité de votre sommeil et retrouver des nuits paisibles et revitalisantes.

Chapitre 6: La Routine Avant le Coucher

La routine avant le coucher joue un rôle crucial dans la préparation de notre corps et de notre esprit au repos nocturne. Une routine apaisante et régulière peut aider à signaler à notre corps qu'il est temps de se détendre et de se préparer au sommeil, favorisant ainsi un endormissement plus rapide, un sommeil plus profond et un réveil plus rafraîchi. Dans ce chapitre détaillé, nous allons explorer en profondeur comment créer une routine avant le coucher apaisante, l'importance de la régularité des horaires de coucher et de réveil, ainsi que les activités à privilégier et à éviter avant le coucher pour favoriser un sommeil paisible, réparateur et de qualité.

Créer une routine apaisante

Une routine avant le coucher apaisante peut aider à préparer votre corps et votre esprit au sommeil en signalant à votre système nerveux parasympathique qu'il est temps de se détendre et de se calmer. Les activités relaxantes et apaisantes, telles que la lecture, la méditation, les étirements doux, les bains chauds et les techniques de respiration profonde, peuvent aider à réduire le stress, l'anxiété et les tensions musculaires, favorisant ainsi un endormissement plus rapide et un sommeil plus réparateur. Dans cette section approfondie, nous vous guiderons à travers les étapes pour créer une routine avant le coucher apaisante, les activités relaxantes et apaisantes à intégrer dans votre routine du coucher, ainsi que des conseils pratiques pour établir et maintenir une routine cohérente et régulière pour optimiser la qualité de votre sommeil.

L'importance de la régularité des horaires de coucher et de réveil

La régularité des horaires de coucher et de réveil est un élément clé pour optimiser la qualité de votre sommeil et maintenir un rythme circadien sain et équilibré. En allant vous coucher et en vous réveillant à la même heure chaque jour, y compris les week-ends, vous pouvez aider à synchroniser votre horloge biologique interne, améliorer la qualité de votre sommeil, réduire les troubles du sommeil et favoriser un cycle de sommeil régulier et réparateur. Dans cette section détaillée, nous explorerons l'importance de la régularité des horaires de coucher et de réveil, les effets de la perturbation du rythme circadien sur la qualité du sommeil, ainsi que des conseils pratiques pour établir et maintenir des horaires de sommeil réguliers et cohérents pour favoriser un sommeil paisible et réparateur.

Activités à privilégier et à éviter avant le coucher

Certaines activités peuvent aider à favoriser un sommeil paisible et réparateur, tandis que d'autres peuvent perturber le cycle de sommeil, retarder l'endormissement et réduire la qualité du sommeil. Il est donc essentiel de choisir judicieusement les activités à privilégier et à éviter avant le coucher pour optimiser la qualité de votre sommeil. Les activités relaxantes et apaisantes, telles que la lecture, la méditation, les étirements doux et les techniques de respiration profonde, peuvent aider à préparer votre corps et votre esprit au sommeil, tandis que les activités stimulantes, telles que l'exercice intense, la consommation de caféine et l'utilisation d'appareils électroniques lumineux, peuvent perturber le cycle de sommeil et réduire la qualité du sommeil. Dans cette section approfondie, nous vous fournirons des conseils pratiques sur les activités à privilégier et à éviter avant le coucher, ainsi que des stratégies pour intégrer des habitudes saines et favorables au sommeil dans votre routine du coucher pour favoriser un sommeil paisible, réparateur et revitalisant.

En adoptant une routine avant le coucher apaisante, en respectant la régularité des horaires de coucher et de réveil, et en choisissant judicieusement les activités à privilégier et à éviter avant le coucher, vous serez mieux équipé pour optimiser la qualité de votre sommeil, favoriser un endormissement plus rapide, un sommeil plus profond et un réveil plus rafraîchi. Les chapitres suivants vous proposeront des stratégies supplémentaires pour optimiser votre hygiène de sommeil, améliorer la qualité de votre sommeil et retrouver des nuits paisibles et revitalisantes.

Chapitre 7: Solutions Médicales et Naturelles pour Lutter contre l'Insomnie

L'insomnie est un trouble du sommeil courant qui peut avoir un impact significatif sur la qualité de vie, la santé globale et le bien-être. Heureusement, il existe une variété de solutions médicales et naturelles disponibles pour aider à traiter et à gérer l'insomnie, améliorer la qualité du sommeil et favoriser un repos réparateur. Dans ce chapitre détaillé, nous allons explorer en profondeur les médicaments et traitements médicaux, les remèdes naturels et compléments alimentaires, ainsi que les techniques alternatives, telles que l'acupuncture et la chiropractie, pour lutter contre l'insomnie et retrouver des nuits paisibles et revitalisantes.

Médicaments et traitements médicaux

Les médicaments et traitements médicaux sont souvent prescrits pour traiter l'insomnie sévère et à court terme, mais ils peuvent présenter des effets secondaires et des risques potentiels. Les somnifères, les sédatifs, les hypnotiques et les anxiolytiques peuvent aider à induire le sommeil, à réduire les réveils nocturnes et à améliorer la qualité du sommeil, mais ils doivent être utilisés avec prudence, sous surveillance médicale et pour une durée limitée. Dans cette section approfondie, nous explorerons les différents types de médicaments et traitements médicaux disponibles pour traiter l'insomnie, leurs indications, leurs effets secondaires potentiels et des conseils pratiques pour utiliser ces médicaments de manière sûre et efficace dans le cadre d'un plan de traitement global pour l'insomnie.

Remèdes naturels et compléments alimentaires

Les remèdes naturels et compléments alimentaires peuvent offrir une alternative sûre et efficace aux médicaments et traitements médicaux traditionnels pour traiter l'insomnie et favoriser un sommeil paisible et réparateur. Des herbes médicinales, telles que la valériane, la camomille, la passiflore et la mélisse, aux compléments alimentaires, tels que la mélatonine, le magnésium et les acides gras oméga-3, en passant par les huiles essentielles, telles que la lavande et la marjolaine, les remèdes naturels et compléments alimentaires peuvent aider à réduire le stress, l'anxiété et les tensions, à améliorer la qualité du sommeil et à favoriser un repos réparateur. Dans cette section détaillée, nous vous guiderons à travers les remèdes naturels et compléments alimentaires les plus populaires pour traiter l'insomnie, leurs mécanismes d'action, leurs avantages et leurs inconvénients, ainsi que des conseils pratiques pour choisir et utiliser ces remèdes naturels en toute sécurité et efficacité dans votre routine du coucher.

Techniques alternatives : acupuncture, chiropractie, etc.

Les techniques alternatives, telles que l'acupuncture, la chiropractie, la méditation, le yoga, la thérapie cognitivo-comportementale et l'aromathérapie, peuvent offrir des approches complémentaires et holistiques pour traiter l'insomnie, réduire le stress, l'anxiété et les tensions, améliorer la qualité du sommeil et favoriser un repos réparateur. Ces techniques alternatives peuvent aider à équilibrer l'énergie vitale, à aligner la colonne vertébrale, à calmer l'esprit, à détendre le corps et à favoriser un état de bien-être général, contribuant ainsi à un sommeil paisible et réparateur. Dans cette section approfondie, nous explorerons les différentes techniques alternatives disponibles pour traiter l'insomnie, leurs principes fondamentaux, leurs bénéfices potentiels, ainsi que des conseils pratiques pour intégrer ces techniques alternatives dans votre routine du coucher et dans votre plan de traitement global pour l'insomnie.

En explorant et en intégrant ces solutions médicales et naturelles, vous serez mieux équipé pour traiter l'insomnie, améliorer la qualité de votre sommeil, favoriser un repos réparateur et retrouver des nuits paisibles et revitalisantes. Les chapitres suivants vous proposeront des stratégies supplémentaires pour optimiser votre hygiène de sommeil, améliorer la qualité de votre sommeil et retrouver des nuits paisibles et revitalisantes.

Chapitre 8: Cas Pratiques et Témoignages

L'insomnie peut être un défi complexe et difficile à surmonter, mais il est possible de retrouver un sommeil réparateur avec la bonne approche, la motivation et la persévérance. Dans ce chapitre inspirant, nous mettrons en lumière des études de cas d'individus ayant surmonté l'insomnie, partagerons des conseils et astuces basés sur des expériences réelles, et explorerons le parcours vers un sommeil réparateur à travers la motivation et la persévérance.

Études de cas d'individus ayant surmonté l'insomnie

Les études de cas d'individus ayant surmonté l'insomnie peuvent offrir des insights précieux, des stratégies efficaces et des sources d'inspiration pour ceux qui luttent contre ce trouble du sommeil. En partageant les expériences, les défis rencontrés, les solutions adoptées et les résultats obtenus par ces individus, nous pouvons mieux comprendre les différentes causes de l'insomnie, les approches de traitement variées et les étapes du processus de récupération vers un sommeil réparateur. Dans cette section détaillée, nous explorerons plusieurs études de cas inspirants d'individus ayant surmonté l'insomnie, les leçons apprises, les facteurs de réussite et les conseils pratiques pour vous aider à élaborer votre propre plan de traitement personnalisé et à progresser vers un sommeil paisible et réparateur.

Conseils et astuces basés sur des expériences réelles

Les conseils et astuces basés sur des expériences réelles peuvent offrir des solutions pratiques, des stratégies efficaces et des recommandations personnalisées pour traiter l'insomnie, améliorer la qualité du sommeil et favoriser un repos réparateur. En partageant les expériences vécues, les défis surmontés et les solutions adoptées par les individus confrontés à l'insomnie, nous pouvons découvrir des techniques éprouvées, des routines bénéfiques et des habitudes saines pour optimiser l'hygiène du sommeil, réduire le stress, l'anxiété et les tensions, et favoriser un sommeil paisible et réparateur. Dans cette section approfondie, nous vous guiderons à travers une sélection de conseils et astuces basés sur des expériences réelles pour traiter l'insomnie, améliorer la qualité du sommeil et retrouver des nuits paisibles et revitalisantes.

Le parcours vers un sommeil réparateur : motivation et persévérance

Le parcours vers un sommeil réparateur nécessite de la motivation, de la détermination et de la persévérance pour surmonter les obstacles, adopter de nouvelles habitudes et atteindre vos objectifs de santé et de bien-être. En explorant les défis rencontrés, les sacrifices consentis, les réussites célébrées et les leçons apprises par ceux qui ont réussi à surmonter l'insomnie, nous pouvons découvrir l'importance de la motivation personnelle, de la résilience et de la persévérance dans le processus de récupération et de transformation vers un sommeil paisible et réparateur. Dans cette section inspirante, nous partagerons des histoires de réussite, des témoignages émouvants et des conseils pratiques pour cultiver la motivation, renforcer la persévérance et naviguer avec détermination sur le parcours vers un sommeil réparateur et une vie équilibrée et épanouissante.

En explorant ces cas pratiques et témoignages inspirants, vous serez mieux équipé pour comprendre les défis de l'insomnie, découvrir des solutions efficaces et persévérer sur votre propre parcours vers un sommeil réparateur. Les chapitres précédents vous ont fourni des stratégies et des techniques pour améliorer votre hygiène de sommeil, et ce chapitre final vous offre l'inspiration et la motivation nécessaires pour continuer à progresser, surmonter les obstacles et retrouver des nuits paisibles et revitalisantes.

www.ingramcontent.com/pod-product-compliance
Lightning Source LLC
Chambersburg PA
CBHW072347270726
48659CB00023B/2420